Docteur Georges BALMÈS

Ancien Externe des Hôpitaux

Lauréat de la Faculté

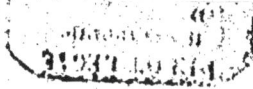

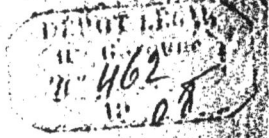

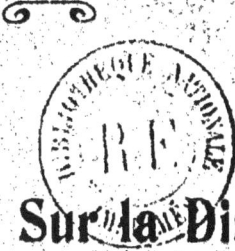

# Sur la Disparition

de

# L'HÉMATOME DES OREILLES

## dans les Asiles d'Aliénés

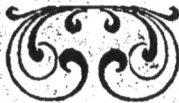

TOULOUSE

CH. DIRION, LIBRAIRE-ÉDITEUR

22, rue de Metz et rue des Marchands, 33

1908

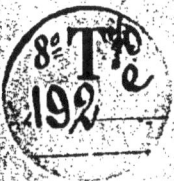

Docteur Georges BALMES

Ancien Externe des Hôpitaux

Lauréat de la Faculté

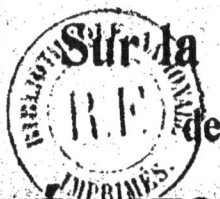

# Sur la Disparition

de

# L'HÉMATOME DES OREILLES

## dans les Asiles d'Aliénés

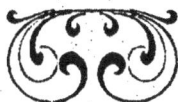

TOULOUSE

Ch. DIRION, LIBRAIRE-ÉDITEUR

22, rue de Metz et rue des Marchands, 33

—

1908

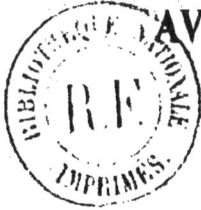

# AVANT-PROPOS

Le jour est venu où nous avons fini nos études médicales. Aussi sommes-nous heureux,
avant de dire un dernier adieu à ces bancs de la
Faculté et des Hôpitaux, qui furent les témoins
de nos labeurs et de nos joies, de donner à nos
différents maîtres une nouvelle marque de
sympathie en les remerciant dans notre thèse
inaugurale.

Nous avons reçu de M. le professeur Mossé
les premières leçons de clinique médicale. Avec
une sollicitude et une bienveillance de tous les
instants, il nous guida dans nos premiers pas.
En l'assurant de notre meilleure gratitude,
nous lui promettons de garder de ses excellentes leçons cliniques un souvenir ineffaçable.

Nous n'oublierons pas non plus les sages
conseils que nous donnèrent avec grande ama-
bilité et compétence M. le docteur Sécheyron
et M. le professeur Jeannel, chez lesquels nous

eûmes l'honneur d'être externe pendant un an.

Durant les six mois d'externat passés chez M. le professeur agrégé Frenkel, les secrets de l'ophtalmologie nous furent en partie dévoilés par les excellentes leçons pratiques de ce cher maître. Nous l'en remercions ainsi que MM. les professeurs Tapie, Baylac, Audebert, pour leur enseignement aussi savant que zélé.

Pour l'édification de notre travail, il nous· était indispensable de faire des recherches chez les aliénés. Grâce à la grande affabilité de M. le directeur-médecin Dubuisson, nous avons vu s'ouvrir toutes grandes les portes de Braqueville, où malades et observations ont été mis à notre entière disposition ; nous en remercions vivement M. le docteur Dubuisson.

Mais nous devons un témoignage tout particulier de notre reconnaissance à M. le docteur Coulonjou, médecin-adjoint des asiles. C'est lui qui nous inspira le sujet de notre thèse, nous aida de ses sages conseils et nous permit de mener à bonne fin cette étude un peu aride, sans doute, mais qui a pourtant son intérêt.

Nous n'oublierons jamais l'accueil bienveillant qu'il nous a toujours réservé et nous l'assurons de garder de lui le plus immuable des souvenirs.

M. le professeur Rémond a bien voulu accepter la présidence de notre thèse ; en le remerciant cordialement, nous nous excusons de ne lui donner qu'un travail bien imparfait.

Merci également à M. le professeur Dalous, qui nous a fait l'honneur de faire partie de notre jury.

Enfin, après nos maîtres, qu'il nous soit permis de rapporter nos pensées vers quelques-uns de nos amis de jeunesse que nous avons connus dans cette cité de la poésie et des violettes.

Nous ne saurions oublier MM. les docteurs Sainte-Colombe et Auban, dont l'amitié nous fut parfois utile, toujours précieuse et douce. — A l'Asile de Braqueville, nous coulâmes aussi des jours heureux pour la préparation de notre thèse, grâce a l'aimable confraternité des deux internes, Fayet et Fontan.

A tous ces bons camarades, merci ; dans la
nous garderons toujours d'eux un souvenir plein de charme.

# PRÉFACE

Nous sommes, cela n'est pas niable, dans une période de progrès. Depuis cent ans, tout ne se transforme-t-il pas, dans les diverses branchés des connaissances humaines ? L'évolution est générale, dans les sciences d'abord, et, consécutivement, dans les lettres et les arts; car, comment la pensée de l'homme ne revêtirait-elle pas une nouvelle forme, puisque les principes premiers des connaissances ne sont plus les mêmes ?

La médecine, après de grands et profonds bouleversements, paraît enfin avoir adopté pour toujours une méthode rationnelle, celle de l'observation. Là est l'avenir, évidemment, non seulement de la médecine, mais de toute science. De quelle valeur sont des discussions et des théories dont le point de départ est faux ? C'est parce que les savants se préoccupaient surtout de faire rentrer dans une théorie générale, sou-

vent préconçue, toutes les manifestations patho-
logiques, que la médecine a erré pendant de
longs siècles.

Aujourd'hui, nous ne pouvons concevoir
notre science en dehors de l'observation exacte
du malade : c'est la méthode féconde, qui don-
nera, grâce aux moyens d'investigations plus
perfectionnés dont nous disposons, la clef de
tous les problèmes.

Or, l'histoire de la médecine, étudiée sans
parti pris, nous démontre que cette science de
l'observation, les anciens la pratiquaient avec
infiniment de soins. Que l'on relise Hippocrate,
et l'on sera convaincu qu'une foule de découvertes cliniques nouvelles sont de fort vieilles
connaissances, perdues pendant longtemps
parce qu'on négligeait la nature, retrouvées
depuis qu'on s'en rapproche.

C'est ainsi qu'en apparence des maladies se
créent, d'autres disparaissent ; il serait puéril
de nier que les maladies sont différentes d'allure : cela tient surtout à ce que les *réactions* de
l'organisme sont différentes.

Dans cet ordre d'idées, une affection nous a
paru correspon    aussi peu que possible
aujourd'hui, aux descriptions que l'on en faisait
au siècle dernier. Les plus célèbres aliénistes
et neurologistes de cette époque décrivaient

l'othématome avec des signes, des lésions et une étiologie surtout que nous ne retrouvons plus. Bien mieux, tandis qu'ils donnaient un pourcentage de cette affection assez considérable, nous sommes incapables d'en retrouver un seul cas sur mille malades pour l'observer.

Qu'est-ce à dire? Nous avons pensé,    un certain nombre d'aliénistes conte orains, que, si la tumeur sanguine de l'oreille disparaît, c'est qu'elle était due à une cause externe.

L'observation rigoureuse ne semble pas permettre de lui donner une autre étiologie; les troubles nerveux invoqués autrefois paraissent sans rapport direct ; on doit plutôt faire une place très grande si l'on veut, à une cause générale, mais comme prédisposition seulement, à l'athérome des vaisseaux.

C'est ce que nous allons essayer de démontrer sans phrases, avec une statistique et une simple discussion. Notre travail est évidemment insuffisant, mais nous ne prétendons l'offrir que comme une idée, basée sur l'observation de plusieurs aliénistes, bien placés pour la contrôler.

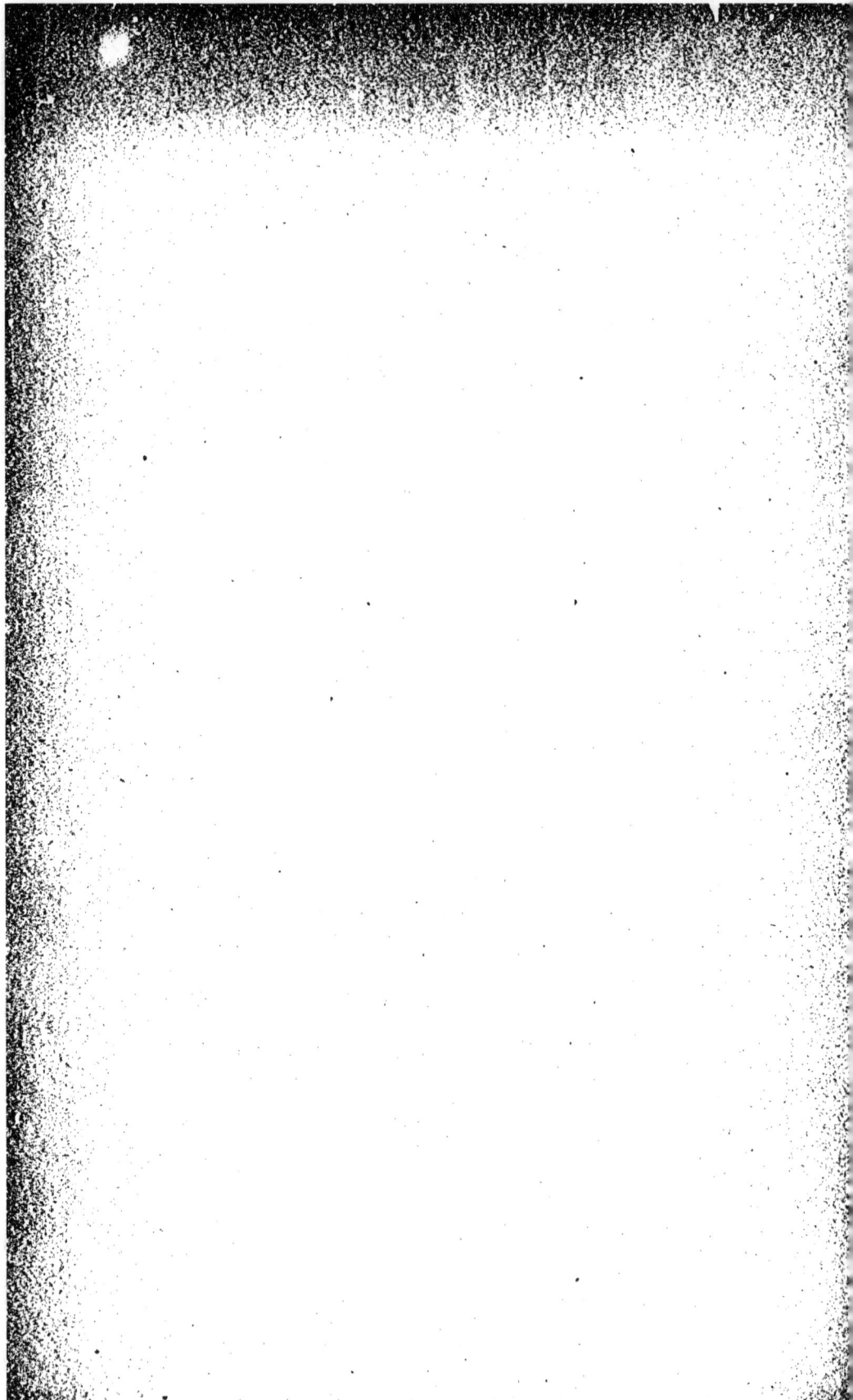

# CHAPITRE PREMIER

---

## *Les hypothèses sur les causes de l'othématome.*

Le besoin se fait-il sentir d'un nouveau travail sur l'othématome ? Dans nos recherches bibliographiques, nous avons pu relever, depuis 60 ans, une vingtaine de thèses inaugurales et plus de cent mémoires ou communications relatifs à cette affection. Est-ce donc que son importance est grande ? ou bien son étude soulève-t-elle des questions générales dont la solution peut dépendre de ses différentes pathogénies? Les auteurs les plus « avertis » ont parfois, en effet, regardé l'othématome comme un élément très important de diagnostic dans certaines dyscrasies ou dans les maladies nerveuses ; d'autres, le prennent en considération pour le pronostic de la paralysie générale et des maladies mentales. L'opinion la plus répandue était naguère, qu'il se produit sous l'influence d'un trouble trophique, et qu'il peut survenir spontanément lorsque les fonctions nerveuses sont en défaillance. Aujourd'hui, il semble qu'on admette de plus

en plus la nécessité d'une cause occasionnelle, le traumatisme. D'autre part, l'anatomie pathologique n'est
pas mieux fixée : l'épanchement a-t-il lieu dans le
tissu cellulaire sous-cutané, ou bien entre deux couches de cartilage ? Quelle est la nature du sang épanché ? Quant au traitement, il varie avec les causes ou
la nature admises et surtout avec le siège de la lésion.

Notre intention n'est pas d'apporter une opinion
nouvelle, ni de refaire un chapitre de pathologie. En
étudiant l'othématome, nous nous sommes fait une
opinion, que nous avons pu contrôler par une statistique très simple : nous en faisons part, parce qu'il
nous semble que certaines données actuelles permettent de considérer l'affection sous un jour nouveau.

Nous voulions, avant la fin de nos études, *voir* des
othématomes, dont nous ne connaissions que la description classique. Nous en cherchâmes en vain dans
les services de chroniques de l'hôpital ; mais du moins
pensions-nous qu'un asile d'aliénés nous en fournirait
à tous les stades d'évolution. Nous priâmes donc les
médecins de l'asile de Braqueville de nous autoriser
à étudier sur place cet accident, fréquent disent les
auteurs, chez les aliénés ; toute latitude nous fut donnée, mais les aliénistes toulousains nous annoncèrent
qu'ils n'en connaissaient pas un seul cas parmi leurs
mille malades ; l'un d'eux ajouta qu'à son avis l'hématome de l'oreille devait être très rare actuellement
dans les asiles, car il n'en avait vu que trois ou quatre depuis onze ans. Nous songeâmes alors à faire
une sorte d'enquête dans d'autres asiles d'aliénés,

pris dans des régions différentes : nous demandâmes aux médecins-adjoints de 32 asiles publics de vouloir bien répondre aux questions suivantes :

1° Y a-t-il actuellement des cas d'othématome dans l'asile auquel vous appartenez ?

2° Combien en a-t-il été observé dans cet asile depuis 3 ans ?

3° Si vous avez observé une diminution de fréquence de cette affection, ne pensez-vous pas que l'othématome pourrait être considéré comme d'origine traumatique et que cette diminution est due en partie à la suppression du « restraint » dans les asiles ?

On sait ce que les aliénistes entendent par ce mot de « restraint ». C'est un mode d'assistance (?) des aliénés par l'isolement à peu près absolu et surtout par le maintient au lit ou sur des fauteuils à l'aide de liens, de cordes, de courroies, etc... destinés à limiter ou à supprimer tout mouvement dangereux. Autrefois, on se servait même de chaînes de fer, et on fixait les malades à des arbres, à des poteaux, au pied de leur lit. Petit à petit, les moyens de fixation se modifièrent et aujourd'hui les médecins qui utilisent le *restraint* se contentent généralement de la camisole de force, des manchons, des entraves et pour le maintien dans le bain, du tablier de baignoire en cuivre ou en toile à voile résistante. Hâtons-nous d'ajouter que ces moyens de contention sont de plus en plus abandonnés et la camisole de force en toile souple, incapable de blesser, est presque le seul instrument qui soit encore employé.

Le *restraint* est généralement considéré par les aliénistes comme une méthode inacceptable au point de vue humanitaire, et parfois dangereuse au point de vue médical, en tout cas indigne des progrès de la psychiâtrie. Depuis qu'on est à peu près d'accord pour considérer les aliénés comme des malades du cerveau, et non comme des coupables ou des bêtes féroces, c'est-à-dire depuis Pinel et ses élèves, on s'est peu à peu habitué à leur appliquer un *traitement médical*, au lieu du sauvage maintien ; et l'ancien *restraint* a été progressivement remplacé par le *no-restraint*, appellation anglaise d'un procédé français, qui consiste à supprimer chez les aliénés tous les moyens de contrainte mécanique et à les faire vivre le plus possible de la vie normale. Les résultats généraux du *no-restraint* ont été tout de suite ce qu'ils devaient être : les malades s'améliorèrent dans des proportions inconnues autrefois ; les plus fortes excitations, que les chaînes et les coups aggravaient singulièrement, furent calmées par des procédés thérapeutiques, l'isolement, la balnéation, etc... ; les états mélancoliques, dont le caractère est déjà de considérer comme des malheurs tous les évènements de la vie, bénéficièrent d'une méthode qui n'augmentait plus la tristesse de ces évènements. Quant aux maladies mentales qui ont un substratum anatomique connu, comme la paralysie générale, on comprend de quelle importance pour elles fut ce changement d'assistance !

Nous ne pouvons envisager ici tous les heureux résultats dûs à ces pratiques nouvelles. Nous voudrions seulement essayer de rattacher aux bienfaits du no-restraint la quasi-disparition de cette affection si commune autrefois, si rare aujourd'hui, l'othématome. Car aux questions ci-dessus que nous adressâmes à 32 médecins d'asiles, les réponses ont été sensiblement les mêmes, comme l'on en jugera : partout l'othématome est devenue une affection très rare.

D'une part, nous constatons donc que l'hématome de l'oreille tend à disparaître ; d'autre part, un certain nombre d'auteurs avaient toujours fait une place au traumatisme dans sa pathogénie. N'est-il pas naturel, logique, de penser que sa disparition est en rapport avec l'extension des procédés de douceur dans le traitement des maladies où il était le plus fréquent, c'est-à-dire les maladies mentales ?

N'oublions pas que si cette question de l'othématome a fait couler des flots d'encre, c'est surtout à une époque où les méthodes de contention mécanique des aliénés étaient encore en vigueur ; mais, à cette même époque, il semble qu'on n'ait pas bien compris leurs méfaits. On a émis hypothèse sur hypothèse pour expliquer l'othématome ; on a invoqué l'anatomie, la physiologie, les troubles du système nerveux, les infections, etc... ; ou laissait de côté, comme par système, cette pathogénie si simple, la contusion.

Rappelons brièvement les hypothèses des principaux psychiâtres :

Ces sortes de tumeurs étaient déjà connues de l'antiquité. *Jarjavay* en a parlé le premier chez les lut-

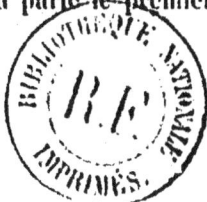

2

teurs et les boxeurs de profession. *Fabrice d'Acqua-
pendente* (livre II p. 013. Trad. fr. 1674) les avait
aussi remarquées. C'est en 1833, que *Bird* signala
pour la première fois l'existence d'hématomes chez
les aliénés. Mais sans résoudre la question étiologique. *Neumann* un an plus tard en fit un erysipèle
d'une façon particulière.

*Ferrus*, en 1838, dans ses leçons à Bicêtre décri-
vit l'hématome dans certaines maladies mentales.

*Belhomme* (1842. *Gaz. des Hôpitaux*), aurait observé
une double tumeur de l'oreille chez un dément paralytique.

*Cossy*, 1842, *Heindereich*, 1843, signalent à leur
tour plusieurs cas d'othématome.

*Wallis* et *Rupp* considèrent, en 1844, les tumeurs
sanguines de l'oreille comme la conséquence d'une
otite externe. En 1848, *Franz-Fisher*, attribue l'hématome au traumatisme et à une altération des cen-
tres nerveux. *Henfelder* 1844, pense que le froid joue
un certain rôle dans la production de ces tumeurs.
Le Dr *Renaudin*, (*Annales médico-psychol.*, 1852) dit
que la tumeur auriculaire serait pour lui un œdème
séreux ou le résultat d'un travail inflammatoire.
*Marcé* (1859, *Ann. Médico-Psychol.*) publie une observation où, chose intéressante, l'hématome de l'oreille
coïncide avec une tumeur sanguine de la paupière.

En 1860, tandis que le Dr *Joire* et le Dr *Gudden* at-
tribuent exclusivement ces tumeurs au traumatisme,
le Dr *Dumesnil*, admet l'influence des causes générales internes, le Dr *Yang* 1861, la diminution de l'ac-

tion nerveuse. *Laycock* et *Hutchinson* 1862 les deux
causes, interne (paralysie), externe (traumatisme).

Déjà le D<sup>r</sup> *Morel* (*Traité prat. et théor. des mal. mentales*, 1853) avait envisagé deux causes.

Il avait pensé que les parties les plus excentriques
souffrent plus que les autres du ralentissement de la
circulation qui s'observe chez les aliénés, et qu'elles
sont ainsi plus exposées à devenir le siège d'un épanchement sanguin, sous l'influence d'un choc et de
frottements prolongés. Et il ajoute qu'il est d'autant
plus porté à se ranger à cette opinion que sur plus de
vingt cas de tumeurs de l'oreille, il n'a jamais vu ce
phénomène pathologique se présenter chez la femme,
plus à l'abri des influences et de la température extérieure.

De 1862 à 1868, *Dagonnet*, *Kühn* font de l'othématome le stigmate de l'incurabilité absolue de l'aliénation mentale. *Kühn* (Th. de Strasbourg 1864) admet, au point de vue étiologique des altérations
du sang, une prédisposition aux congestions ;
il ajoute qu'une cachexie générale due surtout
à l'insuffisance de l'alimentation ou à son défaut de
tonicité dans les asiles, facilite le développement de
l'hématome.

Dans la thèse du D<sup>r</sup> *Claverie*, soutenue à Paris en
1870, nous relatons des notions intéressantes. Il constate qu'on ne peut se refuser à admettre que dans certaines maladies mentales accompagnées d'hématomes, l'état turgescent des oreilles et de la tête peut
amener une rupture des capillaires et produire l'othé-

matome. Toutefois, dit-il, le plus souvent la cause déterminante est un froissement ou un coup contre un
meuble ou des violences exercées par d'autres malades ou des gardiens. Chez les lutteurs et les écoliers
les coups répétés amènent une congestion permanente
qui modifie les tissus et les prépare au kyste sanguin.

Il cite l'opinion de *Magnan* à ce sujet : « Ces tumeurs
dit ce dernier, ont le plus souvent pour cause un traumatisme ; quant aux prétendues épidémies d'hématomes dans un même asile, elles étaient la conséquence de la brutalité de certains infirmiers. »

En 1874, M. *Foville* fils, s'éloignant un peu de l'opinion émise par son père plusieurs années auparavant,
lequel avait insisté sur la modification de l'état local
des oreilles, et l'état d'activité de la circulation dans
toute la tête, identifia ce phénomène à ce qui se passe
dans la section du grand sympathique chez les ani-
maux. Il se basait ainsi sur les expériences de
Cl. Bernard.

Comme lui pensèrent *Bonnet, Poincarré*, en admettant que chez les paralytiques généraux, le sympathique est toujours altéré et se frappe de plus en plus
de léthalité.

La même année, le Dʳ *Dagonnel*, sans rejeter complètement l'idée de traumatisme, considère l'hématome comme une manifestation cachectique de l'organisme, et dans la thèse de Nancy du Dʳ *Dagonnel*,
1870, nous trouvons 22 cas d'othématome observés
en deux ans.

Comme on le voit par ce rapide exposé, ces tumeurs

sanguines avaient fait l'objet, dans un espace de temps assez limité, d'études nombreuses, de théories aussi ingénieuses que variées.

Il y a quelques années, *Gatian de Clérambault*, dans sa thèse inaugurale, 1899, s'occupe à son tour de la question pathogénique.

Il ne pense pas admissible la théorie d'après laquelle le traumatisme serait le facteur unique ou tout au moins prépondérant dans la production de l'hématome, parce que l'on se trouve dans l'impossibilité de produire un cas où, chez un individu sain, un traumatisme unique, bien caractérisé, aurait produit l'épanchement et qu'il est toujours possible de retrouver dans l'état général d'un sujet non aliéné, une cause de débilitation. Par contre, il admet que l'on rencontre chez des personnes saines et non suspectes d'aliénation, des othématomes produits par des chocs ou des froissements répétés.

C'est ce que l'on observe chez les lutteurs, les boxeurs, les joueurs de foot-ball, les premiers recevant des chocs directs, les seconds ayant la tête souvent comprimée dans les mêlées. On rencontre souvent des cas d'othématome double chez les écoliers frappées par leur magister ou chez les femmes battues par leurs maris; cela s'expliquerait parce que l'épiderme de l'oreille ne réagit pas comme les autres parties du corps et que la peau ne glisse point sur les couches sous-jacentes ; seule l'épaisseur de l'organe est augmentée dans son ensemble.

Sans rejeter le rôle mécanique de la congestion décrit par *Foville, de Clérambault* pense que cette dernière peut aussi altérer la nutrition des tissus ambiants et qu'il est possible que des troubles trophiques surviennent, soit dans les parois des vaisseaux, soit dans les couches constituantes du pavillon.

Un an plus tard, en 1900, *Courtade* signale un cas intéressant d'othématome chez un acrobate dont le rôle consistait à recevoir sur les épaules un de ses congénaires qui devait retomber, après avoir fait un saut périlleux. L'athlète est ensuite porteur d'une tumeur double de l'oreille.

Dans la *Semaine Médicale* du 26 juillet 1905, à l'article intitulé : Hématome de l'oreille droite chez les lutteurs montagnards suisses, signé du D' Valentin, nous trouvons quelques importantes remarques : « Les othématomes chez les fous, dit-il, aussi bien que chez les sains d'esprit ont une origine traumatique et sont dus à une fracture partielle des cartilages du pavillon de l'oreille avec rupture des petites artérioles qui perforent ces cartilages.

En Suisse, la lutte s'appelle schwingen. Les montagnards emploient parmi les moyens servant à se renverser sur le sol, la pression violente du côté droit de la tête contre la poitrine de l'antagoniste, ce qu'on appelle en patois suisse stechen. 5 % des lutteurs ont des hématomes de l'oreille droite et sont fiers de cette déformation qui persiste après qu'elle s'est cicatrisée.

Le D' *Valentin* a réuni ainsi 14 observations d'othématomes chez des lutteurs suisses.

Tout récemment, *Darcanne* (communication au

congrès des aliénés de Rennes (*Journal de Neurologie*,
1906, n° 901) s'occupe à son tour de cette question pathogénique et s'élève avec véhémence contre la théorie émise par l'Ecole Italienne, qui admettait l'action
de certains microbes, pour expliquer les lésions de
l'hématome.

Enfin, un des derniers travaux parus à ce sujet,
est dû au D' *Horteloup* (thèse de Paris, novembre
1905). Le D' *Horteloup*, s'inspirant des travaux de
*Sakaki*, de Tokio, fournit d'intéressants détails sur
les luttes japonaises. Nous ne reproduirons pas ici les
excellentes descriptions qu'il en donne, pas plus que
les cas nombreux d'othématome qu'il cite, nous nous
bornerons à faire observer qu'il place le traumatisme
à la base de toute étiologie.

« Dans tous les cas, dit-il, où l'origine de l'hématome est obscure et embrouillée, il ne faut pas se dé-
courager et rechercher avec le plus grand soin s'il ne
peut y avoir un soupçon de rixe possible. Combien de
fois les malades ont-ils intérêt à le cacher, alors surtout qu'ils étaient en état d'ivresse ! Parfois ils ne s'en
souviennent plus. »

Il est aussi d'avis que le nombre des cas d'othématomes dits spontanés ira toujours en diminuant tandis
qu'augmenteront de jour en jour le nombre de ceux
dont le traumatisme sera la véritable cause.

Il semble en effet que les observateurs contemporains tendent de plus en plus à considérer l'hématome
de l'oreille comme le résultat de traumatismes. Les
opinions de savants tels que Morel, Dagonet, Fo-

ville, ne sont certes point négligeables ; mais, si l'on
veut bien considérer que leurs observations étaient
prises à une époque où le « restraint » était uniquement pratiqué, sans qu'on pût faire des comparaisons
avec un mode plus doux d'assistance, on peut admettre que ces auteurs aient été empêchés de voir ce
qui se passe lorsque les aliénés ne sont soumis à aucune violence. N'est-il pas probable que s'ils avaient
constaté la disparition à peu près complète de l'othématome dans nos asiles actuels, alors que les malades nerveux et mentaux qui en étaient le plus souvent
porteurs, comme les paralytiques généraux, ont aug-
menté, n'est-il pas certain, qu'ils auraient été conduits
à envisager le seul facteur qui s'est modifié, c'est-à-
dire le traumatisme ?

Dans cette question comme dans beaucoup d'autres, il ne faut pas trop négliger les observations des
anciens. Nous sommes parfois étonnés de la sagacité
des vieux pères de la médecine, qui, sous une forme
simple, ont émis des théories, *découvertes* ou démon-
trées aujourd'hui grâce à un outillage compliqué et
puissant. C'est que les anciens comme Hippocrate,
savaient observer simplement, et, lorsqu'une explication logique suffisait à solutionner un problème
simple, ils n'allaient généralement pas au-delà. En
ce qui concerne l'othématome, ils le décrivaient comme
un accident fréquent chez les individus exposés à des
traumatismes de l'oreille, comme les lutteurs, les
guerriers ; et s'ils l'observèrent, ce qui est probable,
chez des nerveux, ils ne songèrent pas à en faire une

maladie complexe, totalement différente. Et, en effet, s'il est acquis qu'un ou plusieurs traumatismes peuvent entraîner la production d'une tumeur sanguine de l'oreille chez des gens sains et robustes, devra-t-on s'étonner de la voir survenir à la suite d'une violence moindre, chez les malades dont les vaisseaux et les tissus sont fragiles et dont le système nerveux débilité est devenu un mauvais protecteur de ces tissus ?

Or, les anciens connaissaient bien l'othématome ; certaines œuvres de leurs sculpteurs offrent à considérer des déformations de l'oreille caractéristiques et telles qu'on les rencontre à la période cicatricielle ; il s'agit toujours de lutteurs ou de guerriers, exposés à des chocs répétés ou à des froissements de l'oreille. Virchow, dans son traité de tumeurs (1867, t. I, p. 135) en parle ainsi, après Gudden : « ..... M. Gudden a fourni, dans ces derniers temps, de très beaux arguments, en faisant remarquer que, déjà, dans la sculpture antique, on trouvait les données les plus positives de ce genre de productions morbides. Il a d'abord découvert, dans la glyptothèque de Munich, deux têtes d'hercule avec ce genre d'oreilles ; et, en continuant ses recherches, il a montré que Winkelmann a longuement attiré l'attention sur ces oreilles d'une forme particulière. D'après ce profond connaisseur de l'antiquité, les oreilles difformes sont le signe typique des anciens lutteurs. Les lutteurs de pugilat et les pancratiastes, qui ceignent leurs mains de lanières de cuir, se lançaient ainsi l'un sur l'autre et se mettaient les oreilles dans un tel état, que l'oreille défigurée est devenue un ornement

plastique régulier dans Hercule, Pollux, et différentes autres figures types de guerriers. Il résulte de
plus de la comparaison des anciens auteurs que quelques autres personnalités historiques, par exemple
Hector, ont été aussi représentées avec des oreilles
déformées par l'hématome. C'est une chose si fréquente dans les collections d'antiques, qu'on en
trouve partout des preuves ».

Les observations de Sakaki, rapportées par Horteloup, dans sa thèse, chez les lutteurs japonais, vien-
nent confirmer ces exemples antiques. Elles prouvent
tout au moins qu'il y a un othématome exclusivement
traumatique, dû à des chocs répétés, chez des individus sains. Cela suffirait, à notre avis, pour admettre la possibilité de sa production à bien moins de
frais, c'est-à-dire avec des contusions légères, chez
des malades du système nerveux.

Mais cette présomption devient une certitude, si
nous constatons la quasi-disparition de l'accident, depuis que l'assistance des aliénés est devenue humaine.

D'ailleurs, indépendamment de ce fait précis, indiscutable, de la disparition de l'othématome dans les
asiles, ne semble-t-il pas que l'étude clinique simple,
sans arrière-pensée, de ce phénomène, permet d'en
faire une vulgaire contusion ? Il est délicat, il peut
paraître audacieux, de la part d'un élève candidat à
la thèse de doctorat, de prétendre infirmer, par une
simple statistique, les conclusions en apparence fort
documentées de certains grands maîtres. Mais outre
que l'on connaît bien d'autres exemples d'erreurs

longtemps entretenues par l'esprit de système, puis dissipées par la vulgaire observation, n'oublions pas que les partisans de l'origine *interne* de l'othématome l'étudiaient à une époque où il était impossible de comparer les deux modes d'assistance des aliénés. Or, l'on ne rencontrait guère des othématomes que chez les aliénés : on était donc conduit à les considérer comme symptômes des maladies du système nerveux; on en faisait même un élément de pronostic, en admettant qu'ils prouvaient l'incurabilité. Mais si, aujourd'hui, les aliénés n'ont plus d'othématomes, que devons-nous penser ?

On peut toujours dire qu'une statistique n'est pas un élément suffisant de certitude ; il peut se produire de longues coïncidences qui en détruisent la valeur. Aussi pour la question qui nous occupe, avons-nous désiré l'étudier en faisant abstraction de toute idée préconçue sur son existence même. A défaut d'exemple clinique, nous avons lu attentivement les descriptions des principaux auteurs ; nous préoccupant surtout de la symptômatologie, nous avons pu constater tout de suite que les signes de l'othématome n'étaient guère différents des signes des contusions avec épanchement. Sans doute, étant donnée la structure spéciale du pavillon de l'oreille, celles-ci y revêtent-elles une allure spéciale : le périchondre, séparé de la peau par un tissu cellulaire très fin et très résistant, adhère d'autre part au cartilage d'une façon intime mais un décollement se produirait plus facilement entre lui et le cartilage que du côté de la peau. Dans

l'épanchement de l'othématome, le liquide épanché
est donc séparé de la peau par une plus grande épaisseur de tissu que dans une autre région. Ceci explique
la différence apparente entre les deux, d'où l'on a
voulu tirer un argument contre l'origine traumatique :
plus longue durée que les contusions, coloration différente, difficulté de la résorption, suppuration fréquente, cicatrice. La seule disposition spéciale des
tissus du pavillon de l'oreille rend compte de ces dif-
férences. Ceci excepté, quels sont les signes de l'hématome de l'oreille ? C'est une tumeur molle, de coloration variable du rouge au noir, fluctuante, augmentant de volume assez lentement (à cause de la résistance des tissus) ; la douleur est à peu près nulle ; il
n'y a ni fièvre, ni modification du pouls, ni température locale. Au 10e jour environ, la tumeur devient
plus dure : on sent, dit Mabille (in : Thèse citée),
comme une substance résistante qui sépare le sang
du cartilage ; c'est une membrane fibreuse, la paroi
limitante externe, constituée par le tissu cellulaire
sous-cutané. Après 20 jours environ, le pavillon se
rétracte, et, s'il n'y a pas de suppuration, la résorption commence ; elle dure des mois, jusqu'à 7 ou
8 mois. A cette époque, l'oreille se présente déformée,
ratatinée, dure, avec des nodosités qui parfois obs-
truent le conduit auditif.

Dans ces symptômes, qu'y a-t-il de plus que dans
les contusions violentes ou fréquemment répétées ?
Etant donnée la disposition spéciale de la région, une
hémorrhagie de cause quelconque ne peut donner

d'autres symptômes. Le siège seul de l'épanchement est douteux : alors qu'il paraît bien devoir être entre le périchondre et le cartilage, à cause de la résistance du tissu conjonctif sous-cutané ; Mabille estime qu'il siège dans ce tissu conjonctif ; car, dans le premier cas, le cartilage, séparé de son périchondre, par lequel il se nourrit, périrait par inanition, se nécroserait. Cet auteur a pu vérifier cette hypothèse dans plusieurs cas, où il a fait l'examen microscopique d'othématomes. (Voir Thèse Mabille).

Malgré la simplicité de cette symptômatologie, les théories ont abondé, nous l'avons dit, pour chercher à cet accident une cause interne. Ce qui portait surtout à y croire, c'était sa grande fréquence chez les malades du système nerveux ; mais n'oublions pas que ceux-ci étaient toujours des aliénés enfermés dans les asiles. Ces théories, déjà réfutées par Mabille, paraissent aujourd'hui tout-à-fait inacceptables.

Nous avons rappelé l'hypothèse de Bonnet et Poincaré, qui faisaient de l'othématome une apoplexie congestive du pavillon, dont la cause résidait dans la dégénérescence du grand sympathique. En effet, si on coupe, sur un lapin, le grand sympathique au-dessus du ganglion cervical supérieur, on observe, du même côté ; tuméfaction de l'oreille et élévation de sa température. Mais on n'a jamais observé la production d'une tumeur sanguine spontanée ; et, d'autre part, la T° de l'othématome n'est jamais augmentée, comme elle le serait s'il y avait lésion du sympathique. On allait jusqu'à dire que si les othématomes étaient surtout fréquents chez les paralytiques généraux, c'est que la paralysie générale avait pour cause une lésion du sympathique. Mais alors, comme dit Mabille, tous les autres malades, porteurs d'othématomes, maniaques, stupides, déments, épileptiques, etc., auraient leur sympathique malade ? C'est inacceptable.

— Une autre hypothèse (Brown-Séquard) admettait une lésion des corps restiformes et des tubercules quadrijumeaux. Brown-Séquard avait communiqué à l'Académie (mars 1869) deux cas d'hémorrhagie du pavillon de l'oreille, chez deux cobayes présentant des lésions des corps restiformes ; et, plus tard, il aurait observé le même phénomène, allant jusqu'à la gangrène. Mais ces lésions spéciales n'ont jamais été retrouvées depuis, ce qui n'eût pas manqué, dans les nombreuses autopsies de sujets porteurs de la tumeur sanguine.

— Marcé invoquait la paralysie générale dans tous les cas d'othématome ; et de nombreux auteurs admettaient l'existence de lésions cérébrales graves. Or, il est certain qu'on rencontre la tumeur chez des individus n'ayant aucune lésion cérébrale et qu'un nombre *de plus en plus grand* de ceux qui sont atteints de ces lésions vivent très longtemps, selon une bonne hygiène, sans présenter d'othématome.

— Schmaltz, cité par Mabille, décrivait une périchondrite, avec altération du cartilage ; des vaisseaux de nouvelle formation venaient à se rompre, comme ceux de la dure-mère, dans la pachyméningite. Mais, ni

Mabille, ni personne, n'ont retrouvé de périchondrite, dans les examens anatomo-pathologiques.

— Kühn disait que l'othématome survient dans la période des maladies mentales où « les fonctions de la vie végétative ont en grande partie perdu leur vitalité, où l'inertie intestinale met obstacle à la nutrition et où le marasme menace l'existence. » Sans nier complètement l'influence préparante du marasme nerveux, il faut bien reconnaître que de nombreux hématomes de l'oreille survenaient avant cette période, et même que ceux qui en étaient porteurs guérissaient de leur maladie mentale. D'ailleurs, pourquoi n'y aurait-il que des hématomes de l'oreille ?

— Enfin, on a émis des hypothèses encore plus fantaisistes : Renaudin invoquait un « état quasi-scorbutique ». — On a fait de l'hématome de l'oreille un signe de celui de la dure-mère, en se basant sur une observation de Christian (Thèse, 1864) d'hématome double des oreilles chez un paralytique général présentant une pachyméningite hémorrhagique.

— On en a fait une conséquence de l'otite externe (Wallis), mais sans aucune preuve.

De toutes ces hypothèses, il ne reste vraiment pas grand chose ; on ne peut s'empêcher de se demander pourquoi l'othématome n'est pas extrêmement fréquent et pourquoi il survient chez des individus sains, sous l'influence de froissements répétés. De même, au sujet de son siège, de l'âge et du sexe des malades, on a publié des statistiques et des considérations qui

paraissent bien extraordinaires. On a trouvé que l'hématome siégeait surtout à gauche, dans les proportions de 70 à 75 pour 100 ; Kühn en donnait la raison
suivante : « Nous rattachons ce fait à la disposition
anatomique générale des vaisseaux veineux, ou du
moins nous pensons que c'est là qu'on doit chercher
la cause principale de la prédilection de l'hématome
pour l'oreille gauche. Tout le monde reconnaît, en
effet, que la circulation veineuse est plus gênée à gauche qu'à droite et que les congestions doivent y avoir
des conséquences plus graves. Les deux troncs veineux brachio-céphaliques diffèrent essentiellement
par leur longueur, leur direction et leurs rapports ; la
congestion doit donc s'effectuer plus facilement à gauche qu'à droite, puisque la circulation veineuse y est
plus difficile... » (Thèse, Strasbourg, 1864). Or, il est
une explication mécanique de cette prédilectoin pour
l'oreille gauche, en invoquant simplement le traumatisme : lorsqu'un aliéné est malmené par un gardien
brutal, c'est avec la main droite que celui-ci frappe ;
comme ils se trouvent presque toujours face à face,
c'est le côté gauche de la tête qui reçoit les coups ; ou
encore l'oreille est pincée, tordue, parfois décollée,
selon la brutalité du « gardien ».

Au sujet du sexe, tous les auteurs s'accordent à
constater que l'othématome est très rare chez la
femme ; certains en ont cherché la raison, et l'une des
plus fantaisistes est celle que nous avons trouvée dans
la thèse du Dr Mary (Montpellier, 1870) : « Ne pour-
rait-on pas invoquer ici, dit-il, l'écoulement mens-

truel, qui est chez la femme une dérivation dans les cas de congestions du côté de la tête ? » !! Mais, un simple raisonnement suffirait à faire comprendre combien ce fait, de la rareté de la tumeur sanguine chez la femme, vient à l'appui de sa nature traumatique. Si vraiment l'hématome était lié à de graves lésions cérébrales, s'il était un trouble trophique, ne le rencontrerions-nous pas plutôt chez la femme, dont les fonctions nerveuses sont plutôt défaillantes ? Au contraire, dans tous les asiles, il est incontestable que les femmes sont traitées avec plus de douceur que les hommes ; il est rare qu'elles reçoivent des coups violents, et, d'ailleurs, les gardiennes ont moins de force physiques que leurs collègues du sexe masculin.

Ainsi, il nous semble que la description clinique de l'othématome, considéré sans opinion préconçue, ne donne l'idée que d'une affection traumatique ; toutes les hypothèses émises pour rattacher cette affection à des désordres nerveux graves sont incompatibles avec la simple observation, tandis que le traumatisme rend suffisamment compte des symptômes observés. Sans doute, il n'est pas interdit d'admettre une cause prédisposante : si deux individus, l'un sain et robuste, l'autre atteint d'une ancienne affection nerveuse, reçoivent une même contusion sur l'oreille, il est infiniment probable que le premier en sera quitte pour la douleur, tandis que le second aura un hématome. Mais, sans invoquer des troubles nerveux centraux jamais vérifiés, ni des troubles trophiques commodes, ne peut-on songer simplement à l'athérome des

vaisseaux ? Et alors on comprend leur fragilité et que,
dans l'oreille, comme dans le cerveau, comme dans
tous les organes, une cause externe parfois minime
entraîne des ruptures vasculaires, d'autant plus graves que l'artério-sclérose était plus ancienne.

En revenant à cette explication simple d'une affection simple, nous allons pouvoir nous rendre compte
de la quasi-disparition de l'othématome dans les asiles prouvée par notre statistique : c'est que, malgré
l'augmentation toujours plus grande des maladies du
système nerveux, cet accident disparaît, avec les an-
ciennes chaînes ,avec les camisoles ,avec les brutalités
des gardiens.

# CHAPITRE II

_____

## *Statistique actuelle des othématomes dans quelques asiles d'aliénés.*

Nous avons demandé aux médecins-adjoints de 32 asiles publics d'aliénés de vouloir bien répondre aux questions suivantes :

1° Y a-t-il actuellement des cas d'othématome dans l'asile auquel vous appartenez ?

2° Combien en a-t-il été observé dans cet asile depuis 3 ans ?

3° Si vous avez observé une diminution de fréquence de cette affection, ne pensez-vous pas que l'othématome pourrait être considéré comme d'origine traumatique et que cette diminution est due en partie à la suppression du « restraint » dans les asiles ?

La plupart des aliénistes ainsi consultés ont répondu avec un grand empressement, et certains en joignant de véritables observations. Nous ne saurions mieux faire que de publier leurs réponses in-extenso, en les remerciant très cordialement de leur précieuse contribution à notre travail.

On verra ainsi que, partout, les othématomes ont

diminué de fréquence, au point qu'on n'en observe presque plus, tandis que Mabille ,en 1878, en avait rencontré plus de vingt, en deux ans, dans un seul asile. Mais, chose plus importante pour nous, la presque unanimité des praticiens spécialistes consultés ont émis l'opinion que la diminution de l'othématome est bien en relations avec les pratiques de douceur dans le traitement des aliénés. N'est-ce point dire, ce que certains affirment d'ailleurs, que cette affection est surtout ou uniquement de nature traumatique ? Une seule réponse contient un avis complètement différent : c'est celle du Dʳ Tissot, d'Amiens. Mais il est utile de remarquer que son auteur, tout en niant la nature traumatique de l'othématome, avoue qu'il n'en a vu que 3 ou 4 en 3 ans, dans ce grand asile d'Amiens et que ces malades étaient traités par le « restraint ». Il nous semble donc que l'on pourrait aussi bien considérer sa statistique comme favorable à notre thèse ; mais nous avons voulu être sincère et complet.

## PREMIÈRE RÉPONSE

### Asile d'Armentières

Les cas d'othématome observés à l'Asile d'Armentières durant ces trois dernières années ne sont pas nombreux. D'autre part, il est peu probable que certains cas soient passés inaperçus car l'attention des médecins était attirée de ce côté. Nos observations

portent exclusivement sur des hommes (l'asile en effet
est unisexué). Je compte ainsi quatre cas dont deux
chez des paralytiques généraux agités, les deux autres chez des imbéciles turbulents. L'origine traumatique était évidente pour tous les cas ; chute sur le
sol avec contusion de l'oreille — choc contre les barreaux métalliques du lit. Le restraint est faiblement
employé à l'Asile, néanmoins, dans un cas tout récent, il me paraît avoir eu une influence indirecte ;
il s'agit d'un malade qui, se trouvant camisolé au lit,
ne pouvait exécuter que des mouvements d'ensemble
et des mouvements de la tête, c'est dans ces conditions qu'il s'est heurté contre les barres de son lit. —
J'ai vu ailleurs l'othématome résulter de coups échan-
gés entre malades ou de violences exercées par le
personnel. Ma conclusion au sujet de la pathogénie
se rapproche donc de la vôtre : je considère le traumatisme comme cause occasionnelle de l'othématome,
je pense aussi que les moyens de contrainte favorisent
le traumatisme.

*Signé :* Dʳ PRIVAT DE FORTUNIÉ.

---

## DEUXIÈME RÉPONSE

### Asile d'Alençon

J'ai recherché les cas d'othématome qui avaient pu
être observés ici dans ces trois dernières années. Je
n'en ai trouvé qu'un cas survenu chez une femme ad-

mise à l'asile pour excitation maniaque. Très agitée, ne dormant pas, cette femme était dans un état de dénutrition extrême. Dans son désordre, elle se frappait fréquemment la tête et les membres contre les barreaux de son lit ; ces traumatismes répétés provoquaient rapidement de nombreuses ecchymoses et l'apparition au niveau de chaque oreille d'un volumineux othématome. — Celui-ci dura autant que la période d'agitation (six mois environ), sans toutefois suppurer. Il finit par se résorber en laissant cependant l'oreille déformée et épaissie.

Voici notre unique cas récent ; et, dans tout l'asile, je n'ai pu retrouver que deux malades portant au niveau de l'oreille les vestiges d'un ancien othématome (un homme et une femme). La femme, ancienne mélancolique anxieuse, avait, comme la malade citée ci-dessus, provoqué l'apparition de l'othématome en se cognant la tête contre les montants de son lit ; — Quant à l'homme, il m'a été impossible d'avoir le moindre renseignement à son sujet.

Quoiqu'il en soit et pour répondre à votre deuxième question, voici mon opinion à ce sujet : l'origine traumatique de l'othématome est indiscutable, mais l'identité du traumatisme est d'importance secondaire ; il est indispensable pour qu'il y ait othématome que le sujet soit en état de dénutrition, de cachexie et possède des troubles trophiques : là encore, le terrain joue un grand rôle et je n'en veux pour preuve que ce fait qu'aucun de nos épileptiques ne présente d'othématome malgré la fréquence et la violence des traumatismes dont ils sont victimes, tandis que les trois cas que j'ai observés se sont produits chez des sujets nettement cachectisés.

Ces réserves faites, je m'empresse de me rallier à votre opinion au sujet de la diminution certaine, de la disparition probable des othématomes dans nos asiles grâce à l'emploi de plus en plus répandu des moyens de douceur.

Signé : D<sup>r</sup> LEVASSORT.

## TROISIÈME RÉPONSE

### Asile de Montauban

Je n'ai pas observé à l'Asile d'othématome depuis fort longtemps et, en particulier, depuis plus de trois ans.

Je crois que l'othématome est un accident en voie de disparition par suite de l'application des méthodes de douceur dans les asiles.

Je suis convaincu que l'othématome est de nature traumatique et j'ai vu diminuer sa fréquence à mesure qu'ont disparu dans notre asile les moyens de contrainte.

Signé : D<sup>r</sup> PÉRIES.

# QUATRIÈME RÉPONSE

## Asile d'Auxerre

Depuis trois ans, je n'ai vu que quatre cas d'othématome : l'un sur un paralytique général, deux sur
des imbéciles, un sur un dément précoce ; ils ont tous
été guéri avec la plus grande facilité, mais je dois
remarquer que les malades qui en ont été atteints
étaient dans un état précaire et avaient le système
nerveux des plus altérés. Quant à l'étiologie de cette
maladie, je ne saurai croire à une infection de nature
microbienne mais j'incline à croire qu'il y a à la
base un traumatisme qui joue le rôle cause occasionnelle, mais étant donné la légèreté que ce traumatisme peut avoir dans certains cas, je crois que ce
sont des troubles de la nutrition cellulaire de la région de l'oreille elle-même, sous la dépendance d'altération trophiques du système nerveux périphérique.
Sans doute avec un infirmier brutal ou maladroit,
peut augmenter la fréquence de ces traumatismes,
mais la cause vraie est la cause du déterminisme de
l'othématome. C'est l'altération du système nerveux
tout entier qu'accompagnent à titre d'épiphénomène
constant les lésions diffuses de l'incéphale, qu'il s'a-
gisse d'agenésie cérébrale, de paralysie générale ou
de démence précoce, quoique je ne considère pas
encore comme constants et pathognomoniques les lésions décrites dans le syndrome de Kahlbouni Krac-

pelin. Je considère le système nerveux comme un tout, la neuro-psychiâtrie comme un bloc indivisible et la distinction chère des vieilles écoles entre la neurologie et la psychiâtrie comme une division factice destinée à aller rejoindre dans les vieilles lunes la distinction entre la philosophie (psychologie) et la physiologie.

Signé : Dʳ WAHL.

---

## CINQUIÈME RÉPONSE

### Asile de Bron (Rhône)

Mon service ne comportant que la clinique et le pensionnat, n'a qu'un effectif moyen de 180 malades à peu près, il s'y fait cependant un grand roulement, supérieur à celui des autres services en raison de la faculté que j'ai d'échanger les malades de la clinique contre ceux du service général.

Dans ces conditions, depuis le mois d'octobre 1901, il n'a été noté que deux fois seulement à ma connaissance l'accident dont vous parlez.

Dans les deux cas, l'origine a été certainement traumatique et a pu être démontrée telle.

Dans l'un de ces cas, le malade avait reçu un coup, du reste assez léger, d'un autre malade, et, dans l'autre cas, si mes souvenirs sont exacts, il s'agissait d'un paralytique général confiné au lit et qui s'était à plusieurs reprises heurté la tête contre le bord de son lit.

Je suis très attentif à éviter le plus possible dans mon service les méthodes contentives et j'attribue sans hésiter à la généralisation de la méthode de douceur la rareté de l'accident en question.

Peut-être aussi convient-il de faire une place aux soins que nous mettons à éviter, spécialement chez les paralytiques, les poussées congestives et à surveiller d'une manière si exacte que possible leur état viscéral.

Je serais tenté de croire que cette dernière condition a une certaine importance, car il me semble, sans que je puisse en ce moment vous confirmer cette impression par des chiffres que la proportion des ictus est moins grande dans le service, parmi les paralytiquds généraux que ces mêmes malades d'après les données classiques.

Signé : D<sup>r</sup> LÉPINE.

---

## SIXIÈME RÉPONSE

### Clinique de Sainte-Anne (Paris)

J'ai la partie féminine de la clinique. Il n'y a pas d'othématomes, la surveillante actuelle ne se rappelle pas y en avoir vu. Nous n'employons dans le service aucun moyen de contention.

Signé : D<sup>r</sup> RENÉ CHARPENTIER.

## SEPTIÈME RÉPONSE

### Asile d'Evreux

Je n'ai observé que deux cas d'othématome, quand j'étais médecin-adjoint à l'asile de Prémontré. Il m'est impossible de dire si l'othématome est en voie de disparition ou non parce que je ne sais pas si, avant mon arrivée à Prémontré, les mêmes cas étaient plus ou moins nombreux. Tout ce que je puis affirmer, c'est que les cas d'othématome sont très rares.

Il est possible que le traumatisme joue un certain rôle dans la production de ce phénomène, mais il n'agit que comme cause occasionnelle et non comme cause déterminante. Ce qui est à la base de cet accident vasculaire, c'est une fragilité, une lésion chronique des parois artérielles et veineuses. Survienne un trauma quelconque, et, à son occasion, grâce à une altération vasculaire, l'othématome se produira.

*Signé :* D<sup>r</sup> GIMBAL.

## HUITIÈME RÉPONSE

### Asiles de Clermont et de Ville-Evrard

Je voudrais pouvoir vous donner les renseignements que vous me demandez, mais cela m'est impossible. Dans mon service je n'ai que des malades

travailleurs, par conséquent peu de paralytiques généraux et je n'ai pas observé d'othématomes. Il y en
a à l'asile, mais dans quelle proportion ? Ils n'ont pas
été notés. Vous voyez que mes renseignements sont
brefs. Au sujet de mon opinion, ce ne peut être
qu'une impression. A Ville-Evrard, dans le service
de Sirieux où nul moyen de contrainte n'était employé, j'ai vu des othématomes. Mais on ne peut jamais savoir dans quelle mesure la contrainte de la
camisole n'est pas remplacée par le poing des infirmiers. L'othématome me paraît néanmoins, autant
que j'en puis juger de mémoire, particulièrement fréquent chez les malades agités et camisolés au lit, ce
qui militerait en faveur de son origine traumatique.

Si j'ai de nombreux documents sur la question, je
vous les ferai parvenir.

Signé : Dr MASSELON.

## NEUVIÈME RÉPONSE

### Asile de Sainte-Ylie (Jura)

L'enquête sommaire que j'ai menée auprès du médecin en chef, le Dr Santenoise, des internes de l'asile
et du personnel surveillant, il résulte que l'othématome n'a été que fort rarement constaté ici à Sainte-
Ylie, depuis 3 ans, bien que nous ayons une très
nombreuse population de malades ; elle s'élève en
effet en moyenne, à l'heure actuelle, au chiffre de

1,150. Le surveillant général en fonction depuis plus de vingt ans, le médecin en chef qui a été adjoint à Sainte-Ylie, il y a une dizaine d'années, m'ont confirmé que cet accident est, en effet, infiniment plus rare que jadis. Pour ma part, je suis à Sainte-Ylie depuis un an et dans mon service de près de 700 malades, je n'en ai encore relevé aucun exemple.

*Signé :* D<sup>r</sup> MAURICE OLIVIER.

## DIXIÈME RÉPONSE

### Asile de Privas

Depuis deux ans que je suis à l'Asile de Privas, je n'ai observé que deux othématomes ; je les ai observés chez des sujets qui avaient eu avant leur internement une phase de surexcitation très intense qui avait nécessité de la part de la famille un restraint peut-être bien exagéré. Ces faits sont conformes aux recherches que vous faites. Mais j'ai observé en clientèle, chez une personne atteinte de troubles mentaux et toujours soignée dans sa famille, un othématome que je ne crois pas avoir été produit par un traumatisme, car cette personne était l'objet de soins presque exagérés. Il est possible que l'othématome soit toujours traumatique, mais on doit selon moi admettre que pour certains malades ce traumatisme se réduit à un traumatisme si faible qu'il ne mérite plus ce nom.

*Signé :* D<sup>r</sup> DADAY.

## ONZIÈME RÉPONSE

### Colonie familiale de Dun-sur-Auron

Je n'ai pas observé d'othématome à la Colonie de Dun depuis trois ans, mais le mode de recrutement des malades, toutes tranquilles, et leur genre de vie, ne permet de tirer de ce fait aucune conclusion en faveur de la thèse.

Personnellement, je partage votre manière de voir ; je crois à l'origine habituellement traumatique de l'othématome et, à ce titre, il est fort possible que les statistiques démontrent la décroissance de cet accident depuis l'application du no-restraint.

*Signé :* D' CAPGRAS.

## DOUZIÈME RÉPONSE,

### Asile de Marseille

Dans le service des femmes, à Marseille, où je suis depuis 5 ans ½, je *n'ai pas observé un seul* cas d'othématome. — Nous n'employons ici aucun procédé de restraint. Je n'oserais pas affirmer que le restraint fait l'othématome car je n'ai pas de documents positifs sur la question. Ce que je puis dire, c'est qu'à Pierrefeu, où l'homme du régime de la vie normale dispensait largement la camisole, j'ai vu plusieurs cas d'othématome. La question en tous cas mérite qu'on l'étudie. Si je puis me procurer, dans la section des hommes, quelque document utilisable, je m'empresserai de le mettre à votre disposition.

*Signé :* Dr PELISSIER.

---

## TREIZIÈME RÉPONSE

### Asile de Fains (Meuse)

J'ai, en effet, constaté *une diminution notable* des othématomes depuis quelques années, mais je suis plutôt sceptique sur l'origine de cette évolution. Le personnel subalterne n'a pas gagné en douceur mais mieux renseigné il ne s'adresse plus aux organes susceptibles d'enregistrer d'une façon durable les excès de vivacité. Je crois aussi, quitte à vous paraître rétrograde ou paradoxal, que le no-restraint n'est nullement favorable aux procédés de douceur et le malade en souffre certainement plus que de l'application modérée et surveillée de la camisole.

*Signé :* Dr RICOUX.

Bien que cette réponse contienne des appréciations différentes sur un autre sujet, nous la consignons, parce qu'elle contient aussi l'affirmation de la disparition des othématomes.

## QUATORZIEME RÉPONSE

### Asile de Maréville

J'ai cherché dans les quatre services de Mareville tous les documents pouvant vous intéresser ; et voici ce que j'ai trouvé :

En 1905, pas d'othématome observé.

En 1906, un homme paralytique général à la dernière période, gâteux et turbulent, sujet à des poussées d'agitation très vive, batailleur. Othématome double, plus accentué à gauche, début et circonstances mal précisés.

En 1907, une femme maniaque chronique internée depuis 7 ans. Othématome gauche consécutif à un coup de poing donné par un autre malade.

A la seconde question, je ne puis que répondre ceci : de l'avis de vieux infirmiers en service à Maréville depuis 25 ans et plus, l'othématome était plus fréquent autrefois et les chroniques des sections d'agités en étaient porteurs pour la plupart. Personnellement, je n'en ai jamais vu chez des aigus ; tous ceux qui existent à Mareville appartiennent à d'anciens malades : j'en compte quatre dans mon service d'hommes et trois dans mon service de femmes (400 en tout), dont : 2 démences hébéphréniques à début très agité ; 1 paralytique général ; 2 imbéciles à accès d'excitation maniaque et 2 manies chroniques.

Je pense comme vous que le traumatisme existe toujours. Je me rappelle toutes les circonstances du

troisième cas que je vous ai cité et qui est typique à
ce point de vue. Ajouterais-je que j'ai été témoin au
régiment de la formation d'un othématome au cours
d'une séance de gymnastique, un de mes voisins
ayant reçu sur l'oreille un coup vigoureux de bâton.

Signé : D' Aubry.

## QUINZIÈME RÉPONSE

### Asile de Dijon

Voici la situation au point de vue othématome, à
l'Asile de Dijon :

Population à ce jour : 699 (320 H. : 370 F.).

Nombre de malades présents, porteurs d'hématomes ou qui ont été atteints d'hématomes, actuellement
guéris : 11 (4 femmes et 7 hommes).

Voici brièvement résumés les détails qui peuvent
vous intéresser :

*Femmes.* — 1° M<sup>me</sup> B..., née en 1871, entrée à
l'asile le 26 mai 1893. Démence précoce à forme hé-
béphrénique, fut atteinte d'othématome gauche l'année même de son internement, alors que son état de
violente agitation avait nécessité son placement dans
le quartier des agités. Les certificats de 24 heures et
de quinzaine du D' Garnier nous apprennent qu'elle
était atteinte de manie aiguë avec refus d'aliments,
qu'elle chantait, se roulait par terre, ne répondait

pas aux questions, débitant d'un ton monotone des phrases sans suites, se déshabillant, etc... »

2° M^me C... f^me B..., née en 1854, entrée à l'asile le 13 septembre 1898, dans un état de démence avancée (probablement ancienne démence précoce), était très agitée et l'est encore. Se déshabille, pousse des cris, est malpropre et indocile (négativisme très marqué), malade habituellement camisolée. Othématome gauche depuis 6 ans ; à noter des troubles vasomoteurs très marqués des membres inférieurs et des mains.

3° M^me G. f^me G., née en 1849, entrée le 10 août 1907, délire des persécutions des dégénérés avec *agitation anxieuse* vive consécutive à ses hallucinations et à ses idées délirantes. Othématome gauche il y a deux mois environ.

4° M^me M... f^me C..., née en 1862, entrée en 1904, mélancolie chronique. — La 1^re année de son internement on dut l'alimenter à la sonde malgré sa résistance très vive qui obligeait le personnel à lutter avec elle pour lui maintenir la tête dans la position convenable. Conséquence probable : othématome gauche.

*Hommes.* — 1° R..., né en 1860, entré deux fois à l'asile, la 1^re fois en 1889, la 2^e fois en 1891 — pour de l'alcoolisme chronique présente depuis 10 ans environ un othématome gauche très marqué et un autre moins accusé à droite — aurait reçu des griffes de ses compagnons.

2° M. Ch..., né en 1848 — transféré d'une maison de santé en 1903 — était à son entrée en état de démence (de nature non déterminée) s'accompagnant d'un négativisme très accusé. Il fallait sans cesse lutter avec lui pour l'habiller, le faire sortir de sa chambre, le faire manger, etc... Othématome double consécutif.

3° P..., né en 1886, entré en 1901 ; p. g. actuellement en rémission mais qui lors de l'internement du malade s'accompagnait d'une agitation extrêmement violente. — A été frappé par un infirmier qui dut quitter l'asile. — A cette époque fut atteint d'un othématome gauche.

4° G..., né en 1892, entré en 1901, épilepsie avec débilité mentale — mauvais instincts — a eu la nuit les oreilles vigoureusement frottées, il y a 18 mois, par un malade auquel il voulait crever les yeux avec une clef de boîte à sardine.

5° Mart..., né en 1869, entré en janvier 1908, p. g., probable, était très agité à son entrée — Etant couché, il se frottait continuellement les oreilles contre son traversin. Othématome gauche actuellement guéri sans qu'il ait laissé aucune trace.

6° Delt..., né en 1871, entré le 21 mai 1907, p. g., très taquin, reçoit périodiquement des coups de ses camarades. Othématome droit il y a 3 ou 4 mois.

7° L..., né en 1867, entré le 15 août 1907, p. g., malade ordinairement agité. — Othématome droit à la suite d'une chute du haut de son lit sur le parquet.

En résumé, les othématomes que nous pouvons observer actuellement à l'asile sont tous survenus chez des malades agités et indociles, au moins temporairement. Le traumatisme comme cause déterminante est donc évident dans la plupart des cas, mais si l'on con-

sidère la fréquence plus grande de l'othématome chez
l'homme alors que la femme est plus souvent indocile,
et agitée, et sa prédilection pour les P. G. on doit admettre une cause prédisposante par troubles trophiques dans certains cas où la gravité du traumatisme
ne suffit pas à justifier son apparition.

*Signé :* D<sup>r</sup> CASTIN.

## SEIZIÈME RÉPONSE

### Asile de Saint-Yon

Depuis 3 ans il n'a été observé à l'asile de Saint-Yon
qu'un seul othématome chez une démente agitée. Je
n'ai pas la preuve du traumatisme mais l'agitation de
la malade est en faveur de l'origine traumatique.

Je connais d'autre part un malade de l'asile Voisin
(Quatre Mares) qui présente également un bel othématome. — C'est un vieux délirant systématisé arrivé à
la démence, très calme, qui fait le commissionnaire
entre les deux asiles. Dans ce cas il ne paraît pas y
avoir de traumatisme. Le malade passe son temps dans
un quartier très tranquille ou dans le bureau de la
Direction de Quatre Mares, ou sur le chemin entre les
deux asiles. Interrogé à plusieurs reprises sur son
othématome il nia énergiquement le trauma.

J'ai bien un sentiment sur la pathogénie de l'othématome. Mais un sentiment n'est point d'ordre scien-
tifique. Il me semble qu'il ne faut émettre une opinion

qu'après avoir recueilli un grand nombre de documents très précis. Et en particulier pour l'othématome il est souvent difficile d'avoir ces renseignements très précis.

Signé : Dr Pocпox.

---

## DIX-SEPTIÈME RÉPONSE

### Asile de Quimper

Il m'est difficile de répondre d'une façon précise parce que les malades susceptibles d'avoir des othématomes ne sont pas dans le service dont je suis chargé et que le médecin en chef qui seul peut en voir ne les compte pas. Mais je persiste à dire ceci : à l'asile de Quimper qui ne reçoit que des hommes, nous n'observons que très rarement de telles lésions (il faut remarquer que nous ne recevons guère plus de 10 P.G. par an grand maximum) : il y en a peut-être 3 ou 4 en trois ans toujours chez des paralytiques généraux sauf une fois chez un confus qui d'ailleurs a guéri.

Je suis persuadé que l'othématome est un accident dû presque toujours à la brutalité des gardiens ou à une maladresse ; il est pour moi toujours traumatique et il suffit chez des malades qui circulent mal et dont la nutrition est susceptible d'un froissement parfois extrêmement léger. Je regarde comme facilitant aussi la production des othématomes, les lits à galerie contre lesquels les malades alités se frappent, se heurtent, j'en ai vu des exemples. J'estime que le no-restraint diminue la quantité des othématomes et pour les voir disparaître entièrement il faudrait aussi supprimer le lit à galerie pour les agités. Il vaut mieux pour ces derniers malades employer le faire de Magnan et les coucher par terre.

*Signé :* D' LAGRIFFE.

---

## DIX-HUITIÈME RÉPONSE

### Asile de Charité-sur-Loire

Je vous adresse avec le plus grand plaisir les renseignements que vous me demandez sur l'othématome. Je ne puis vous documenter d'une façon sûre que pour l'Asile de la Charité, en me basant sur les rapports médicaux de 1904, 1905 et 1906 et sur mes notes sur le rapport de 1907.

1° Des othématomes ont été observés dans la proportion suivante : en 1907, 1 homme, 0 femme ; en 1906, 3 hommes, 0 femme ; en 1905, 5 hommes, 0 femme ; en 1904, 2 hommes, 0 femme.

2° Mon avis est que l'othématome n'est pas une affection d'ordre purement médical mais qu'il résulte constamment de mauvais traitements exercés par les infirmiers sur les aliénés. Je ne serais pas éloigné de croire que dans cette corporation on se passe de bouche en bouche un procédé spécial pour mettre un aliéné à la raison, quelque chose d'analogue au « coup du père François ». Ici le recrutement des infirmiers fournit deux éléments : les professionnels qui vont d'asile en asile, les ruraux déracinés qui n'ont jamais vécu dans un asile. Ce sont les premiers qui sont brutaux avec les malades. A Leyme, l'an dernier, j'ai observé un othématome et cela dans un quartier dirigé par un professionnel. D'autre part, il serait surprenant que les femmes, qui ne sont généralement pas exemptes des affections sévissant à l'état endémique dans les asiles, laissent aux hommes le bénéfice de l'othématome.

Pour moi, en résumé, un asile où le personnel est très surveillé, voit diminuer dans une forte proportion le nombre des cas d'othématome ; si cette affection s'observe encore, c'est qu'on ne peut éviter d'une façon absolue de recruter quelques éléments mauvais dans le personnel infirmier.

*Signé :* D' ARUINDE.

--------

## DIX-NEUVIÈME RÉPONSE

### Asile de Château-Picon

Je regrette de ne pas vous fournir des chiffres absolument précis, mais en faisant appel à mes souvenirs, je puis vous dire que le nombre des cas d'othématomes observés dans notre asile est minime ; la population uniquement féminine est de 950 malades environ.

Il me semble cependant que le nombre des othématomes était un peu plus élevé il y a quatre ans. A cette époque, le no-restraint, l'alitement, les bains prolongés, en un mot tous les moyens de douceur n'étaient pas employés d'une façon aussi générale qu'aujourd'hui. En somme, depuis 4 ans, c'est-à-dire depuis que l'on a mis en vigueur des méthodes de douceur dans le traitement des aliénés, les cas d'othématome sont minimes, exceptionnels et ont sûrement diminués.

Peut-on affirmer qu'ils disparaîtront tout-à-fait ? Je ne le pense pas.

Il est des othématomes comme des escharres.

Il y a l'othématome inévitable, rare sans doute, qui exige pour se produire deux conditions : la friabilité toute spéciale des vaisseaux et un traumatisme souvent banal et léger.

C'est ce que j'ai observé dans deux cas.

Dans le premier cas, il s'agissait d'une vieille démente, très othémateuse, chez laquelle on vit survenir deux othématomes à droite et à gauche, à la suite des mouvements de va-et-vient continuels de la tête et des frottements des oreilles sur le traversin.

L'autre malade était une paralytique générale avec vaisseaux durs. Elle se heurta l'oreille droite, très légèrement contre un arbre, en se retournant et l'othématome apparut.

Enfin, j'ai observé un autre exemple d'othématome chez un mélancolique chronique cardio-vasculaire, à la suite de manœuvres d'immobilisation de la tête, nécessaires pour le gavage artificiel.

Je regrette de ne pouvoir vous fournir de documents plus nombreux et plus détaillés.

*Signé :* Dr JACQUIN.

---

## VINGTIÈME RÉPONSE

### Asile de Blois

Je suis attaché comme médecin adjoint au pensionnat de l'Asile de Blois et ne puis répondre à vos questions que d'après ce que j'ai observé dans mon service qui comprend une moyenne journalière de 85 malades. Je ne crois pas qu'à l'asile des indigents on ait relevé les cas d'othématomes survenus dans ces trois dernières années.

*Réponse à la première question :* Durant ces trois dernières années, je n'ai noté que deux othématomes, tous deux chez des hommes. L'un des malades était atteint de démence sénile et l'autre de démence précoce.

Le malade atteint de démence sénile ne présentait aucune agitation au moment de l'accident et n'a jamais été soumis au restraint.

Le sujet atteint de démence précoce n'était pas agité au moment de l'accident, mais il présentait des mouvements stéréotypés consistant à se frotter une partie de la face. Faut-il voir dans ces mouvements une cause de l'othématome ? Ce qu'il y a de curieux dans ce cas, c'est que l'épanchement sanguin s'est localisé au tragus à la conque de l'oreille, les autres parties du pavillon étant indemnes.

*Réponse à la deuxième question* : Je pense que les othématomes sont moins nombreux dans les services où les malades sont traités avec douceur, mais je crois qu'il y a dans leur production un facteur individuel dont il faut tenir compte. Les othématomes peuvent apparaître chez des séniles calmes.

Signé : D<sup>r</sup> MARCHAND.

---

## VINGT-UNIÈME RÉPONSE

### Asile de Saint-Venant

Nous n'avons actuellement aucun cas d'othématome. La dernière observation de ce genre date d'il y a quelques années ; il s'agissait d'une malade qui s'était violemment heurtée contre les parois de la baignoire, quelques jours avant le début du gonflement.

Signé : D<sup>r</sup> HALBEUTAD.

---

Voilà donc une série de vingt et une réponses, que l'on peut considérer comme donnant certains résultats semblables. Elles permettent d'affirmer que, dans les vingt et un plus grands asiles de France, vingt-deux, en comptant Toulouse, qui n'a pas vu d'othématome depuis plus de trois ans, nous l'avons dit, 1° les othématomes ont diminué dans des proportions identiques, jusqu'à la disparition complète dans la plupart des cas ; 2° les médecins de ces asiles sont d'accord pour considérer cet accident comme étant toujours ou presque toujours de nature purement traumatique. La seule réserve est celle que nous avons faite nous-même : c'est qu'il faut le plus souvent faire intervenir une cause prédisposante, l'athérome des vaisseaux.

Voici maintenant une réponse qui donne une conclusion tout-à-fait différente. On jugera de sa portée, en considérant qu'elle est la seule et qu'elle a été émise par l'auteur, malgré l'assurance qu'il donne au début de sa lettre que les othématomes ont fortement diminué, puisqu'il n'en trouve que cinq en trois années sur environ 1,000 malades de son asile. Remarquons aussi que, de ces cinq malades, quatre ont subi des procédés de contrainte mécanique.

------

## VINGT-DEUXIÈME RÉPONSE

### Asile d'Amiens (Dury)

Voici les renseignements que vous me demandez dans votre honorée du 14 courant. Ils concernent les années 1905, 1906, 1907 et se rapportent à des malades que j'ai connus et soignés moi-même puisque j'occupe le poste de Dury depuis plus de trois ans.

Donc, en ces trois dernières années, il y a eu ici

cinq othématomes, tous survenus chez des hommes, aucun chez les femmes.

1905. — S... Othématome en février, paralytique général, en état continu d'excitation et d'agitation maniaque. A été longtemps maintenu au lit parce qu'il se blessait et se mutilait.

R... Othématome en juin. Paralytique général agité, maintenu au lit pour les mêmes raisons que le précédent ; mouvement presque continu de la tête sur le traversin.

1906. — S... Othématome en février. Paralytique général parkinsonnien automutilateur, maintenu au lit.

D... Othématome en juin. Paralytique général agité, maintenu.

1907. — V... Othématome en janvier. Idiot, syphilitique, amaurotique, tabétique, ayant fait une poussée de syphilis cérébrale qui l'a emporté dans des troubles convulsifs. N'a jamais été maintenu par aucun moyen. L'othématome est survenu en période calme, bien avant les phénomènes convulsifs terminaux.

Malgré que quatre malades sur cinq aient subi le restraint, je ne crois pas pouvoir établir de rapport entre la contention et l'accident que vous étudiez ; parce que d'autres malades se trouvent, peu ou prou, soumis à un système que tous nous désapprouvons, mais auquel nous contraint la nécessité, parce que tous ces othématomes sont apparus chez des malades dont la crase était profondément altérée, qui tous cinq faisaient un syndrome clinique considéré comme symptômatique d'altérations cérébrales graves.

Je considère cet accident comme un trouble trophique dans la production duquel le traumatisme intervient comme une cause occasionnelle peu importante, n'est même pas nécessaire.

Je ne crois pas non plus que ce phénomène soit en voie de disparition, corrélativement à l'adoucissement des procédés employés dans les asiles.

Signé : D<sup>r</sup> Tissot.

Telles sont les réponses que nous avons obtenues, et dont nous sommes très reconnaissant à leurs auteurs. Que l'on ne s'étonne pas que nous n'en fassions pas paraître d'autres, quoique nous ayions consulté trente-deux asiles : c'est que nous n'avons reçu que celles que nous publions. Les onze autres médecins n'ont pas répondu.

# CHAPITRE III

---

## CONCLUSIONS

Ce ne sont point des conclusions, à vrai dire, que nous pouvons tirer de nos recherches. Dans un sujet semblable, qui a, peut-être indûment, préoccupé les auteurs les plus célèbres du siècle dernier, nous n'avons pas la prétention de trancher d'un trait de plume les difficultés. Nous nous rendons parfaitement compte de l'imperfection de notre travail : aussi demandons-nous qu'on veuille bien n'y voir que ce qu'il est, c'est-à-dire l'expression d'une idée ; d'autres auteurs, plus autorisés, armés de l'expérience, continueront à observer, à réunir des statistiques plus longues, et nous avons l'espoir qu'un jour l'othématome sera définitivement classé dans les accidents traumatiques, survenant d'autant plus facilement que les malades ont des vaisseaux sanguins plus fragiles. Cette idée, nous l'avons dit, nous est venue lorsque, voulant *voir* des othématomes, il nous fut impossible

d'en rencontrer un seul cas, ancien ou récent, dans
un asile d'aliénés de mille malades. La lecture des
travaux des auteurs nous donnait à penser au contraire que cette affection était commune chez de tels
malades. Nous cherchâmes ailleurs, et de vingt-deux
asiles différents, nous obtînmes des réponses con-
cordantes : on n'y voit plus, ou presque plus, d'othématomes. Cependant, pensions-nous, si l'étiologie
classique était exacte, qui fait intervenir des lésions
graves du système nerveux, cet accident devrait être
de jour en jour plus fréquent ; car les asiles sont de
plus en plus peuplés et les maladies nerveuses en
augmentation constante, en rapport avc le surme-
nage général, la vie intense. Quelle était donc la
cause de cette diminution ? En vérité, si l'on étudie
sans idée préconçue la symptômatologie et l'anatomie pathologique de l'othématome, on est frappé de
n'y rencontrer que les signes et les lésions d'une contusion hémorrhagique quelconque, les particularités
secondaires s'expliquant aisément par la texture spéciale de la région. D'autre part, on a de tout temps
observé des hématomes de l'oreille chez des individus
sains, tels que les lutteurs, les guerriers antiques, les
athlètes japonais contemporains. Nous pourrions
nous-même rapporter plusieurs cas survenus en dehors de toute maladie générale. Or, que l'othématome s'installe chez un aliéné, un paralytique général, un hystérique, ou un lutteur robuste, on n'a
jamais reconnu qu'il affectât une marche différente ;
les signes, les lésions, la durée, la déformation con-

sécutive sont les mêmes. Cela n'a pas été sans embarrasser certains auteurs, qui n'en persistèrent pas moins à invoquer les lésions nerveuses les plus compliquées et les plus rares. Cependant, dans certains traumatismes de l'oreille, on assiste pour ainsi dire à la production progressive d'un othématome d'allure classique et dont la cause unique, évidente, était la rupture vasculaire. Nous citerons le cas suivant, que nous a communiqué M. Fontan, interne à l'Asile d'aliénés de Toulouse ; cette observation nous a paru particulièrement probante, à cause du rapport certain que l'on y voit entre une déchirure du cartilage et l'othématome consécutif :

## OBSERVATION

## D'OTHÉMATOME TRAUMATIQUE

### due à M. FONTAN, interne à Braqueville.

Le nommé L......, 22 ans, soldat au 59ᵉ régiment d'infanterie, à Pamiers, glisse en courant sur le pavé humide et tombe. Dans sa chute, sa tête porte sur le rebord d'un baquet, au niveau du pavillon de l'oreille droite. La partie supérieure est à demi détachée. Le revêtement cutané externe et le cartilage sont assez nettement sectionnés sur le trajet de la gouttière de l'hélix, le lambeau n'est retenu que par le revêtement cutané interne, l'hémorragie est d'ailleurs insignifiante. On fait trois points de suture et un pansement humide. Le lendemain, on observe la tuméfaction et une légère coloration violacée. Au bout de quelques jours l'adhérence est parfaite, on enlève les points de suture

5

mais on constate la présence d'un hématome de la partie
supérieure du pavillon qui s'étend même jusque dans la
région temporale. Le malade se plaint de violents maux de
tête. On incise dans cette région, on fait quelques panse-
ments humides, la tuméfaction temporale diminue en même
temps que disparaît l'hématome de l'oreille.

Le malade est envoyé en congé d'un mois; à son retour
on constate une déformation de la partie supérieure de
l'oreille; l'hélix, le sillon de l'hélix et l'anthélix sont sur un
même plan. L'hématome est parfaitement guéri.

Ainsi, d'une part, on n'a jamais pu différencier po-
sitivement les othématomes de l'état de santé de ceux
qui s'installent chez les malades du système nerveux;
de plus, il devient presque impossible d'en observer
dans les asiles, depuis que les aliénistes ont décidé-
ment adopté l'assistance par les procédés de douceur.
Qu'est-ce à dire, sinon que l'ancien « *restraint* » était
la cause du mal ? Certains auteurs ont cru pouvoir
affirmer que des othématomes étaient survenus sans
aucune violence extérieure, parce que l'enquête la plus
minutieuse n'avait révélé aucun traumatisme. Mais
il ne faut pas oublier que si, chez un sujet sain, il est
nécessaire d'employer une certaine force pour produire, par la contusion, un hématome, il en est tout
autrement chez les aliénés ou les nerveux; et c'est
là, à notre humble avis, que se trouve la solution du
problème : Pour l'othématome, comme pour la plupart des maladies, il faut faire la part des deux causes prédisposantes et occasionnelles; les causes occasionnelles, suffisantes si elles sont puissantes sont
les contusions, les traumatismes divers; les causes

prédisposantes sont celles qui interviennent chez certains malades et font qu'à la suite d'un traumatisme minime, le même résultat est obtenu. Dans l'espèce, chez les sujets dont les vaisseaux ont une grande fragilité, une contusion légère de l'oreille entraîne une rupture vasculaire : l'hématome se produit. L'athérome des vaisseaux est évidemment la cause prédisposante très fréquente des othématomes des aliénés, des paralytiques généraux, etc... Comment peut-on jamais affirmer que tel malade n'a pas froissé son oreille en se retournant dans le lit ? Et, chez les vieux chroniques, mentaux ou nerveux, on sait que l'athérome est habituel ; quoi d'étonnant à ce qu'ils fussent si fréquemment porteurs de la tumeur dont il s'agit, lorsqu'on employait, dans les asiles, tous les vieux moyens de contention violente ?

Nos conclusions, ou plutôt le résumé de nos réflexions, seront donc celles-ci :

1° L'othématome semble bien être une tumeur sanguine *occasionnée* par un traumatisme. Ce traumatisme pourra être suffisant quoique très léger, si le malade est déjà *prédisposé* à des ruptures vasculaires par l'athérome des vaisseaux ;

2° Un commencement de preuve de cette hypothèse, en même temps que sa conséquence, résident dans le fait indiscutable que l'othématome diminue énormément dans les asiles d'aliénés, jusqu'à disparaître dans certains, depuis que les malades y sont traités par des procédés de douceur.

Enfin, nous signalerons, pour terminer, l'intérêt

que peut présenter ce problème de l'étiologie de l'othématome à un autre point de vue, en médecine légale : « Si on admet, disait Eulemberg, comme cause une violence extérieure, un coup porté par un autre, le fait tombe sous l'application du Code pénal. » Le fait suivant, tiré d'un journal allemand par Mabille, et rapporté dans sa thèse (déjà citée) en est une preuve : « Une femme qui avait toujours vécu en bons termes avec son mari, est atteinte de délire mélancolique. Son caractère change, elle devient difficile, irritable, et se plaint de mauvais traitements que lui ferait endurer son époux. Les plaintes arrivent à la justice, qui s'en émeut, et commence une information. Le pauvre mari essaie de se disculper ; mais la femme montre son oreille complètement déformée par un hématome. Des médecins, commis par le Tribunal, les uns veulent rattacher l'hématome à l'affection mentale, les autres estiment qu'il n'a pu venir qu'à la suite de violences exercées directement sur l'organe. Le mari fut condamné à la prison..... »

Si notre hypothèse était confirmée, nous serions en effet d'avis que dans tout cas d'othématome, il y a lieu de rechercher la nature du traumatisme ; mais la plus grande prudence serait de rigueur, car, chez certains malades à vaisseaux très fragiles, le moindre froissement du pavillon de l'oreille peut entraîner la rupture d'une artériole et la tumeur. Or, chez les aliénés, il est évident que des froissements peuvent être dus au seul frottement répété de la tête sur le traversin, contre un mur, sur le sol, etc...

# APPENDICE

---

Au moment du tirage des dernières feuilles de notre travail, M. le Dr Voivenel a bien voulu nous communiquer l'observation qui suit. — Nous la reproduisons *in-extenso*.

---

## Un cas d'othématome chez un dément sénile

### OBSERVATION

(Voivenel et Fabre, *In-Toulouse Médical*, 1908. — Communication à la Société Anatomo-Clinique du 6 juillet 1908.)

G... Jean, entré à la clinique des maladies mentales en juin 1908. Artério-scléreux dont la démence paraît remonter à environ trois ans, n'a pas d'hérédité nerveuse ou vésanique.

Depuis trois ans progressivement on assiste à l'amoindrissement psychique du malade qui présente de *l'amnésie* (il a oublié son âge — ne se souvient plus de ce qu'il a fait la veille ou même quelques instants auparavant) *des troubles de l'association des idées* se traduisant par de l'incohérence du langage et des actes augmentant la nuit lorsque son cerveau débile n'est plus soutenu par les notions justes du monde extérieur que lui donnent les organes des sens. Son ataxie intellectuelle augmente la nuit comme augmente l'ataxie du tabétique quand il ferme les yeux ; des *troubles du jugement* (le malade urine, défèque dans son lit, ou bien, s'il se lève, fait ses besoins au milieu de la salle) ; de *l'égoïsme inconscient* (on peut le classer parmi les égoïstes excités car la nuit il voulait se lever pour frapper sa femme, et, au service il crie, il gesticule, se lève, change de lit et dérange ses voisins, ce dont il se préoccupe fort peu).

G... Jean, présente du tremblement de la langue et de l'embarras de la parole ; les lèvres légèrement entr'ouvertes (la lèvre inférieure légèrement pendante) laissent écouler quelque peu de salive de temps en temps, ce qui permet de se demander si le malade ne fera pas bientôt de la paralysie glosso-labio-laryngée, ou s'il ne présente pas actuellement un peu de silérose bulbaire.

Il y a de la parésie des membres inférieurs, exagération des reflexes rotuliens, surtout à gauche, reflexe plantaire en extension à gauche.

Quelques jours après l'arrivée de G... à la clinique, son voisin de lit, un dégénéré de douze ans, s'amusa à lui tirer les oreilles. Le lendemain apparut à l'oreille gauche, partie supérieure du pavillon, une tuméfaction, devenue deux jours après plus grosse qu'un œuf de pigeon.

Cette tuméfaction de couleur légèrement bleuâtre, d'aspect luisant, fournissant à la palpation une résistance assez minime avec rénitence et sensation de liquide, donnant une légère crépitation sanguine, mesure 4 centimètres de longueur sur 3 de largeur. Elle est indolore.

Cette collection sanguine est restée à peu près stationnaire pendant le séjour du malade à la clinique. Aucun phénomène d'infection n'est apparu, ce qui tend une fois de plus à démontrer que l'origine microbienne de l'othématome invoquée par Darcanne (1905) ne saurait être vraie.

La cause de cet othématome est le frottement, puisqu'il est apparu quelques heures après que le voisin de G..., un enfant de douze ans, lui eut tiré les oreilles. Les deux oreilles furent tirées et cependant l'othématome n'existe qu'à gauche. On a souvent invoqué l'existence plus fréquente de l'othématome à gauche pour affirmer qu'il était causé par un soufflet, mais Régis fait remarquer que le nombre de symptômes par troubles circulatoires de la tête, à commencer par la sclérose otique par exemple, prédominent du côté gauche. Nous pouvons affirmer dans notre cas que G... n'a pas reçu de soufflet et que son voisin de lit lui a tiré *les deux* oreilles.

Mais le frottement n'est ici que la cause occasionnelle. La même cause primordiale est celle qui favorise les othématomes dans les diverses maladies où on les trouve : épilepsie, manie, idiotie, cérébropathies congestives. Cette cause principale est d'origine trophique. L'othématome est dû à l'action du frottement sur un organe très vasculaire, à trame délicate, présent chez un dément sénile artério-scléreux un trouble de l'innervation motrice.

Les artères sclérosées gênent la nutrition du pavillon, sont plus vulnérables ; enfin peut-être existe-t-il chez G... un peu de sclérose bulbaire dont l'action vient s'ajouter à celle de l'artério-sclérose.

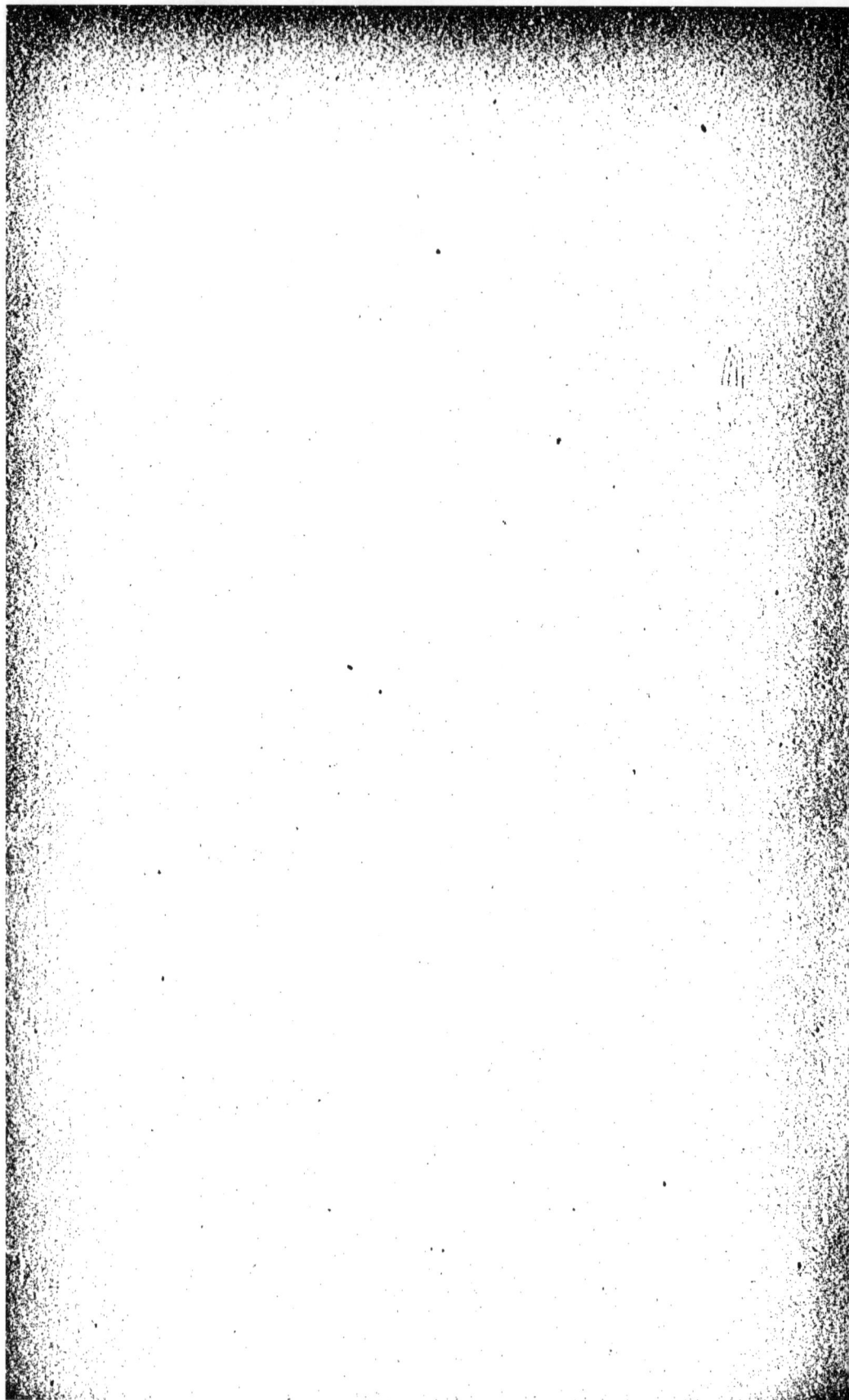

# BIBLIOGRAPHIE

Bird. — (Journal de Grœffe et Walter, t. XIX, Berlin, 1833). *Archives générales de Médecine*, 1834, 2ᵉ série, t. IV.

Neumann. — *Mémoire*, 1838.

Ferrus. — *Gazette des Hôpitaux*, 1838.

Belhomme. — *Gazette des Hôpitaux*, 20 août 1842.

Cossy. — *Arch. gén. de Médecine*, novembre 1842, 3ᵉ série, t. XV, p. 290.

Wallis. — *Gazette de la Société de Médecine de Prusse*, n° 32, 1844.

Rupp. — *Idem;* n° 45.

Henidenriech. — *Annuaire de Ganstalt*, 1843.

Pétrequin. — *Anatomie médico-chirurgicale*, 1844, p. 80.

Leubuscher. — *Halle*, 1846.

Meckel. — *Mémoire*, 1846.

Schmalz. — *De l'Hématome*, Leipzig, 1846, p. 165.

Verga ,di Milan. — *An. médico-psychologiques*, novembre 1848.

Franz Arscher. — *Journal de Damerow*, 1848.

Heyfelder. — *Une observation d'Hématome*, 1849.

Alt. — *De Hématomate auriculæ*, Dinert. Inaug. Halles, 1849.

Thore. — *Annales médico-psychologiques*, 1845 à 1852.

Lunier. — *Idem.*

Renaudin. — *Réflexions sur l'Hématome* (Annales médico-psychologiques. 1847).

Wilde. — *Médical Times*, 1852.

Tarjavay. — *Anatomie chirurgicale*, 1852, t. I, p. 521.

Merland. — Thèse de Paris, 1855 (*De l'Hématome*).

Bastien. — Thèse de Paris, 1855 (*De l'Hématome*).

Mallez — Thèse de Paris 1855 (*Des tumeurs sanguines de l'oreille*).

Delasiauve. — *Gazette hebdomadaire*, 1858.

Marcé. — *Ann. méd. psychol.*, 1859, 3e série, t. IV.

Foville. — *Ann. méd. psychol.*, 1858, 3e série, t. V.

Dumesnil. — *Ann. méd. psychol.*, 1860, 3e série, t. 81, p. 126.

Gudden. — *De l'hématome*, 1860.

Lycock. — *Médic. Times and Gaz.*, mars 1862, p. 603.

Marcé. — *Traité des maladies mentales*, 1862.

Kuhn. — *Invasion de l'hématome*, Th. Strasbourg, 1864.

VIRCHOW. — *Pathologie des tumeurs*, 1867, t. II, p. 132.

Société de Biologie. — (Comptes-rendus), octobre 1868.

Société anatomique. — (Bulletin), novembre 1868.

BOUCHARD. — *De la pathogénie des hémorragies*, 1869.

CLAVERIE. — Th. de Paris, 1870

CASTELAIN. — *Hématome de l'oreille. Bulletin médical du Nord de la France*, 1870.

DAGONET. — *Traité des maladies mentales*, 1876, Paris.

MARY. — Thèse de Montpellier, 1876.

BONNET et POINCARRÉ. — *Recherches sur la Paralysie générale des aliénés*, Paris, 1876.

BURNETT. — *The ear, its anatomy, physiology et diseases*. Philadelphia, 1877, p. 250.

MABILLE. — *De l'hématome de l'oreille*. Thèse de Nancy, 1878.

LABORDE et GELLÉ. — Société de Biologie, 1877-78.

MEYER (Wilhelm), de Copenhague. — *Archiv für ohrenheilkunde*, t. XVI, 1880.

BUCK. — *Manuel of diseases of the ear*, 1889.

CAMPBELL (J.-A.). — *British medical journal*, January, 5, 1889

GROVE. — *Hæmatoma auris. Buffalo medical and surgical Journal*, novembre 1890.

PARANT. — *L'Union médicale*, 1891.

Burnett. — *System of diseases of the ears, nose and threat*, 1893.

Hield. — *Diseases of the ear*, 1893.

Dalby. — *Diseases of the ear*, 1893.

Dench. — *Diseases of the ear*, 1894.

Barbier. — *Deux cas d'Othématome du conduit auditif externe chez les enfants*. — Journal de clinique et de thérapeutique infantiles. Paris 1894.

Hovell. — *Diseases of the ear and naso-pharynx*.

Mac-Bride. — *Diseases of the throat, nose and ear*, 1894.

Politzer. — *Diseases of the ear*, 1894.

Randal. — *Zeitschrift fur ohrenheilkunde-Wiesbaden*, 1895, t. XXVII, p. 25.

Webster. — *Othematoma. Boston medical and surgical Journal*, 1896, C. XXXV, 358-360.

Welsch. — *On the relation of micro-organismus to hematoma auris*, Edinburg hospital reports, 1896, 423-428.

Sexton. — *New-York medical record*. April 18, 1896.

Picqué. — *Rapport à la Société de chirurgie sur des cas de fibrome récidivants d'origine traumatique*. Société de Chirurgie, 3 juin 1896.

Oliver. — *A case of double Hæmatoma auris*, British medical journal. London 1897, t. I, p. 81.

Clérambault (G. de). — *Contribution à l'étude de l'Othématome*, thèse, Paris 1900.

COURTADE. — *De l'Othématome. Journal des Praticiens*, Paris 1900, XVI, 88-89.

JONCHERAY. — *De l'Othématome*. Section d'Otologie, 1900, Paris 1901. Compte-rendu, p. 161-168.

CHAVASSE. — *Tumeur fibreuse du pavillon de l'oreille. Revue hebdomadaire de laryngologie*, Bordeaux, 1902.

VALENTIN. — *Semaine médicale*, 1905.

HORTELOUP. — Thèse de Paris, 190

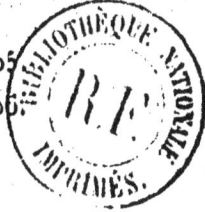

**TOULOUSE**

Ch. DIRION, Libraire-Éditeur

22, rue de Metz et rue des Marchands, 33

—

1908

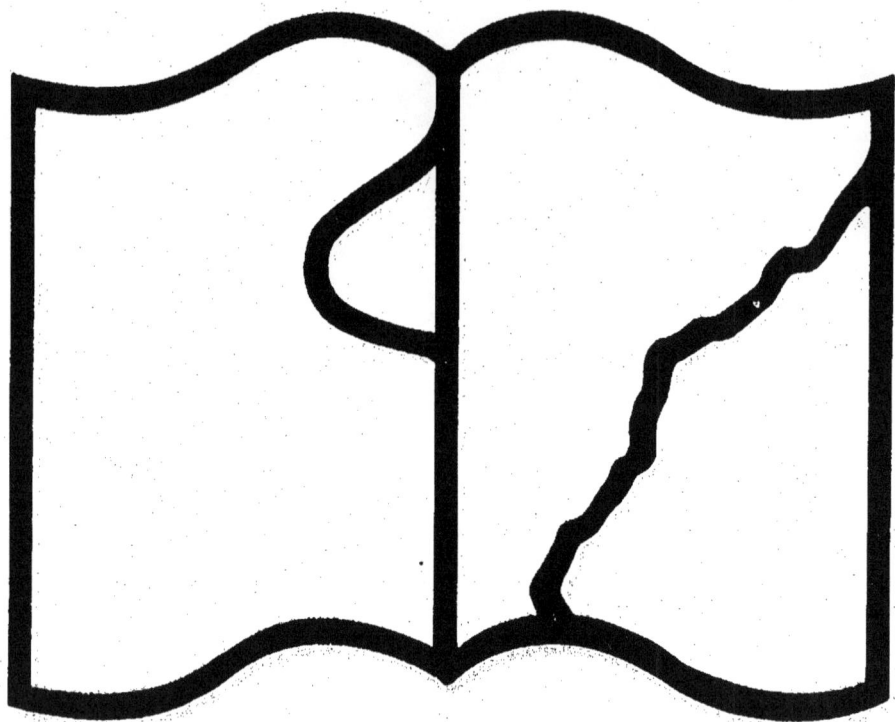

Texte détérioré — reliure défectueuse

**NF Z 43**-120-11

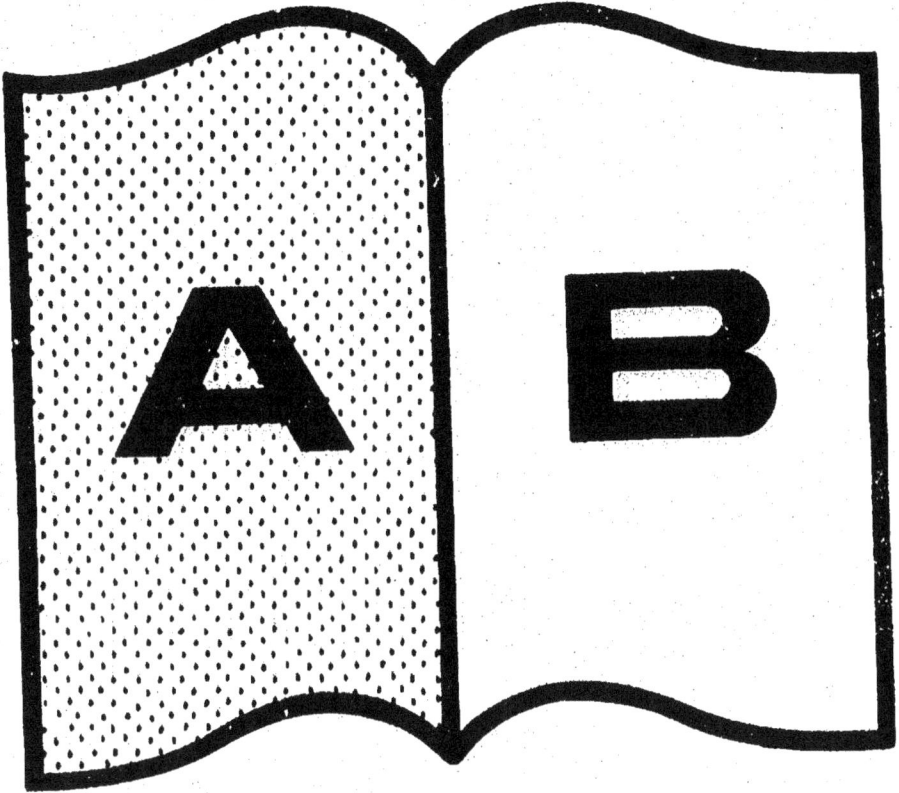

Contraste insuffisant

**NF Z** 43-120-14

www.ingramcontent.com/pod-product-compliance
Lightning Source LLC
Chambersburg PA
CBHW071247200326
41521CB00009B/1667